1

INDLEDNING

Dette er en Fagbog skrevet til nyuddannede politiassistenter, specielt til kvinder ansat i politiet. Bogen er også skrevet til alle offentlige ansatte i Retsvæsenet og Statsforvaltningen og Kommunerne og Ankestyrelsen og til Børns Vilkår. Det er en gave til Kronprinsesse Mary fra Forfatteren, som er dansker , men som skriver under Pseudonym navnet ; "Joy Wilson".

Årsagen til Forfatteren ikke oplyser sit rigtige navn, er at Forfatteren ikke ønsker at blive kendt og ikke ønsker at der skal være personfølsomme oplysninger om hendes eget liv eller hendes børns liv i bogen.

Bogen er blevet til , idet Forfatteren blev klar over hun sad med en viden der kunne hjælpe andre, især til at hjælpe mødre og børn, der bliver udsat for vold i hjemmet af barnets eller børnenes far. Da i dagens Danmark er der ikke meget hjælp at få til disse mødre og børn.
Årsagen til dette er en fagbog til kvindelige politiassistenter og mænd, der er ansat i politiet, som gerne vil hjælpe med at udrydde volden i hjemmet, er at i dag er der ikke den rigtige hjælp at få i samfundet som det fungerer nu.

Målet med bogen er at give de rigtige værktøjer til at løse problemet med voldsramte mødre og børn og de fædre der slår både mødre og børn, hvad gør vi med dem ?

I dag sker det som oftest at Kvinderne og børnene er henvist til at bo på Krisecentre, hvor mødrene sygeliggøres. De voldelige fædre får lov at bo i hjemmet og politiet tager ikke affære, men lader de voldelige fædre passe sig selv.

Når mødrene og børnene så forlader krisecenteret for at vende tilbage til et normalt liv, har de stadig den voldelige far, de skal forholde sig til. Børnene får samvær med den voldelige far og i værste fald får den voldelige far forældremyndigheden over børnene.
På den måde producerer vi et samfund, hvor sønner opdrages af voldelige fædre og når de sønner så bliver voksne og får børn, fører de arven videre og slår deres egne børn. Det er når det går galt.

Nu skriver jeg denne bog for at vende udviklingen til at det skal gå godt og færre mænd i fremtiden vil slå deres kone og børn. Dette gælder alle mænd i Danmark. Vi skal have et Danmark , hvor mødre og børn igen kan være trygge i eget hjem.

DEL 1

Forfatterens egen baggrund.

Forfatteren har selv levet i 2 voldelige forhold. Både hende selv og hendes børn har opholdt sig på et krisecenter i en kortere periode. Dette har Forfatteren oplevet flere gange.

I dag lever Forfatteren ikke længere i et voldeligt forhold. Nogle af hendes børn er blevet slået da de var mindre og forfatteren er også selv blev slået af hendes børns fædre. Deres liv vil altid være påvirket af det de har oplevet og den ikke eksisterende hjælp, de oplevede. Det som Mary beskriver, som moderen og børnene oplever at de er alene med deres situation og ingen rigtig hjælper dem og forstår dem. Det kan være ensomt at være voldsramt, der er ikke rigtig nogen der vil hjælpe en. Mary Fonden hjælper både mødre og børn der har været udsat for vold. Det er godt.

Dette opdagede Forfatteren i 2008, da hun selv boede på et krisecenter i København et sted. Da besøgte Mary stedet. Hun talte med de voldsramte kvinder og børnene fik alle en lille rygsæk. Det Mary siger , er at vold er ikke ok. Det er ikke ok at slå mødre og børn.
Det kan forfatteren til denne bog kun være enig med Mary i.
I dag gør Mary Fonden allerede et fint stykke arbejde for at hjælpe udsatte, bl.a. mødre og børn der er blevet udsat for vold og hvor f.eks det er gået ud over økonomien.

Det man oplever i dag, som voldsramt, hvor man må forlade sit hjem med sine børn og tage på et krisecenter, det er at der er store udgifter forbundet med det. Det koster altså en del penge for den voldsramte mor, ikke at have en bolig, fordi manden , der har slået hende og børnene ,ofte bliver i hjemmet. Moderen og børnene står uden et sted at bo. Først skal de betale selv for deres eget ophold på et krisecenter, det koster penge. Derefter skal de finde en ny bolig , det koster penge.
Da politiet som regel lader den voldelige far blive i hjemmet og faderen der har slået moderen og børnene ikke kommer i behandling, vil han fortsætte med at være voldelig når han igen får samvær med børnene og han vil forsætte med at true moderen på livet, da ingen har stoppet ham.

Dette betyder at det hele kan gentage sig, at moderen og børnene igen må bo på et krisecenter og igen må flytte til en ny bolig. Dette koster hele tiden en masse penge. Det er meget dyrt at blive udsat for vold og trusler, dette har forfatteren selv erfaret i sit eget liv. Da hun ofte har måttet flytte med sine børn til en ny adresse, når hun blev truet på livet.
Det er nemlig ikke for sjov, at voldsramte mødre flytter adresse til et nyt sted med deres børn, det er fordi de er bange for voldsmanden.

Forfatteren selv er ofte blevet beskyldt for at være psykisk syg af de mænd der truede hende på livet. Dette er dog ikke tilfældet. Forfatteren af denne bog er ikke psykisk syg.
Det har været en hel naturlig reaktion på en dødstrussel , at blive bange og utryg for at bo på sin egen adresse, så derfor flytte til en veninde at bo eller på et krisecenter. I dag har man ikke plads på krisecentrene til alle de mødre og børn der har brug for hjælp. Da problemet med vold i hjemmet er stigende. Desværre.

Forfatteren til denne bog, vil gerne give nyttig viden til nyuddannede politi assistenter og andre offentligt ansatte om hvordan dette problem kan løses.

Dette kan løses, det kræver bare at nogle politikere beslutter sig for en lovændring, der gør det muligt at hjælpe på en bedre måde. Derfor er bogen også til politikere i Folketinget.

DEL 2

Ideer til hvorledes vi kan mindske volden i hjemmet.

Forfatteren giver sin bog til Kronprinsesse Mary, med henblik på at samarbejde om at hjælpe mødre og børn der er blevet udsat for vold i hjemmet.

Det er forfatterens ønske er at en masse mennesker vil være med til at løse dette problem.

Det er de mennesker denne bog henvender sig til. Til Offentligt ansatte i hele Danmark. Den henvender sig også til ansatte på alle Krisecentre i Danmark.

Problemet kan løses på denne måde. Når en mor med sine børn søger hjælp på et krisecenter eller henvender sig til politi eller egen læge eller en socialrådgiver, skal der finde et samarbejde sted mellem myndighederne for at hjælpe moderen og børnene.

Der skal komme to politi assistenter ud i hjemmet og hente faderen, som har slået moderen og børnene og som evt. har truet moderen på livet , så moderen er bange.
Faderen skal ikke bo i hjemmet.
Faderen skal til et behandlings sted for voldsmænd. Et center, hvor manden skal bo til han har fået den rette behandling. Den behandling er Psykolog hjælp og faderen skal erkende han har udsat moderen og børnene for vold. Hvis han ikke vil erkende han er voldelig, bliver han ikke rask. Derfor må han blive på centeret.

Når faderen er hentet bort fra hjemmet, skal moderen og børnene kunne blive i hjemmet. Hvis de allerede er på et krisecenter, skal de flytte hjem til deres eget hus eller lejlighed, når de to betjente har fjernet den voldelige mand fra hjemmet.
Hvis moderen ringer til politiet fra hjemmet, skal politiet komme ud og hente manden og tage ham til behandlingscenteret. Der skal være trygt for moderen og børnene at blive i eget hjem.

Hvis moderen og børnene er taget til en veninde at bo, må de bede veninden om at de kan låne telefonen og kontakte politiet, så politiet kan hente faderen i hjemmet. Moderen og børnene skal have besked af myndighederne om, at nu er manden hentet, nu kan de roligt flytte hjem igen. Der skal sættes en ny lås i døren til hjemmet, så manden ikke kan lukke sig ind .

Politiet skal have en special enhed til disse opgaver, en sådan enhed skal være på alle store politistationer i Danmark. Forfatteren så helst at det er flest kvinder der er ansat i disse stillinger, da de bedre forstår mødrene og børnene. Dog har forfatteren selv mødt 1 politi assistent en kvinde der hjalp hende, efter hun var blevet truet på livet i 7 år af samme gerningsmand. Forfatteren har kun mødt 1 politi assistent der var en mand, som hjalp hende 1 gang efter en mand hun ikke var i nær relation med havde truet hende på livet. Det vil sige det var ikke en af de 2 mænd, som hun havde levet i forhold med, men en fremmed mand. Forfatteren nåede inden hun skrev denne bog, at have været udsat for vold i mange år. Hun har mødt et utal af politi betjente der ikke troede hun talte sandt.

Derfor måtte forfatteren skrive denne bog. Da politiassistenter skal vide når de bliver uddannet i Danmark , at vold i hjemmet er et meget almindeligt forekommende problem. At fædre slår mødre og børn, det sker altså ret ofte i hjemmet. Det er noget man taler om, men man løser det ikke. Det er en fejl at tro at det kun er moderen der er blevet udsat for vold, en af børnene kan også være blevet slået af sin far.

Derfor skriver forfatteren denne bog. Da alle de mødre og børn der i dag bliver udsat for vold , ikke skal stå uden hjælp. De skal have den rette hjælp.
Det er Forfatterens ønske at hjælpe andre.
Det er forfatterens ønske , at mødre bliver taget alvorligt, da det ikke er for sjov man beder om hjælp. En forudsætning for at få hjælp, er at møde et menneske der tror på man taler sandt.Det er vigtigt at møde et menneske man kan have tillid til.

Hvad så med den voldelige mand, der bor på et center for voldelige mænd. Det er helt almindelige mænd der har slået deres kone og børn. Hvad skal der ske med de mænd.?

De skal ikke kunne flytte tilbage til den moder og de børn de har slået. De skal blive på behandlingscenteret til de har modtaget den rette behandling. Dette er så uddannede Psykologer og læger og assistenter , der skal passe på disse mænd. De er ikke farlige for andre, de er kun farlige i forhold til moderen og børnene.
Derfor skal de ikke kunne tage tilbage til moderen og børnene. Det er meget vigtigt. De skal flytte til deres egen nye bolig efter de har modtaget den rette behandling.

Når de voldelige fædre er raske, kan de søge om samvær med barnet. De er raske, når de vedkender sig de har været voldelige og modtager behandling.
Hvis de ikke vil modtage behandling og benægter sig skyldige, da skal de blive på centeret i en sikret afdeling, som minder om et fængsel.

Det er således, at de fleste mænd der har slået deres kone og børn nægter sig skyldige. De taler usandt. Det er meget normalt.

Politiet gør den fejl i dag, de afhører moderen og barnet, hvis barnet er stort nok. De laver ikke en mental undersøgelse af faderen. Faderen der har udøvet vold, ham lader politiet i dag være i fred.

Det er en kæmpe fejl, at der er så stor mistillid til en mor, der henvender sig til politiet og siger, at hun og hendes børn er blevet udsat for vold.

Derfor skal de poltimænd der ikke tror på mødre ansættes i andre afdelinger af politiet. Da mødrene har brug for at tale med en politi assistent der tror på dem. Det er det allervigtigste.

Efter Forfatterens mening skal disse politiassistenter helst være kvinder. Da det ofte er svært for en mand, at forstå at en kvinde er blevet slået af en mand.

Der findes dog mænd, som ikke kan lide voldelige mænd, men forfatteren her har kun mødt 2 politi mænd i 27 år som troede hun talte sandt. De mænd fik hun hjælp af. Forfatteren har desværre mødt rigtig mange politiassistenter der var mænd, som ikke troede hun talte sandt. Hun mødte en mand i politiet som skrev hele hendes historie op og forsøgte at hjælpe hende, men gerningsmanden sagde da han blev afhørt, at det hun havde fortalt om han, at han skulle være voldelig, det var ikke sandt. Han benægtede . Derfor slap han fri for straf, skønt der var tale om et drabsforsøg. Han må dog leve med det han har gjort resten af hans liv. Forfatteren har tilgivet ham.

Der var også en kvinde der var politiassistent som hjalp forfatteren, den kvinde fik forfatteren tillid til. Det var en rar afhøring, det var et menneske der troede på forfatteren talte sandt og den politiassistent fik rent faktisk stoppet en af de 2 mænd, som har truet forfatteren på livet. Den mand læste selv politi rapporten, det var nok til at stoppe ham. Tak til denne kvinde Forfatteren mødte. Det vil sige en af de to mænd forfatteren har haft et forhold til blev rent faktisk stoppet og ændrede adfærd, da han læste politirapporten, som kvinden havde skrevet. Denne mand havde "kun" truet Forfatteren på livet og truslerne ophørte. Denne mand har Forfatteren også tilgivet.

Derfor er det bare vigtigt, at en voldsramt kvinde tages alvorligt hver gang hun henvender sig til politiet. Da det rent faktisk er muligt for politiet at hjælpe.

Det med at moderen og børnene kan blive i hjemmet, det betyder, at moderen ikke udsættes for økonomisk ruin. Da hun og børnene ikke skal finde en ny bolig. Det er godt for både moderen og børnene. Det giver tryghed og stabilitet.

Når den voldelige far har fuldendt sin behandling på centeret, kan han søge en ny bolig. Han kan forlade centeret når han er rask. Der skal sundhedspersonale til at vurdere om han er rask, så han ikke begår ny vold.

Han kan søge samvær med sine børn når han er rask.

I tilfælde af han nægter sig skyldig må han blive på centeret for voldelige mænd og voldelige fædre. Da kommer han på en sikret afdeling. Skulle han ændre mening og vil modtage behandling, da kan han få hjælp til at blive rask og erkende sit problem.

Moderen og børnene kan tilbydes hjælp via egen læge og få gratis Psykolog hjælp efter behov, til at få bearbejdet, at de har været udsat for vold eller hvis de er blevet truet på livet. Det tager tid at komme sig over dette. Moderen og børnene er ikke syge, de er ofre for vold. Det man skal forebygge er at de ikke igen udsættes for vold.

Derfor må den voldelige far ikke flytte tilbage til hjemmet, heller ikke hvis han er rask. Moderen skal bo alene med børnene . Hvis faderen bliver rask og får sin egen bolig i samme by som moderen, må faderen ikke komme på moderens bopæl.

Faderen kan godt få et normalt samvær med sine børn, men der kan komme en samværspædagog med ud i hjemmet med børnene , hvis det er små børn vi taler om. Så børnene kan være trygge i samværet med faderen.

Når børnene bliver større, kan de selv ønske sig at være alene med den far, der engang slog dem, men børnene skal selv kunne vælge hvad de vil fra de er 15 år.

En far der har erkendt han har været voldelig overfor sine børn og børnenes mor, vil ikke være stolt af sig selv, han vil være ked af det han har gjort. Derfor er sandsynligheden for han bliver voldelig igen meget lille. Det er en positiv udgang for alle. Det er det vi har brug for i Danmark.

En far der ikke har fået hjælp og som ikke selv kan indse at han har været voldelig overfor sine børn, vil som regel fortsætte med at være voldelig. En sådan far skal ikke have et samvær med sine børn.

Hvis han er villig til at modtage behandling og holde op med at slå sine børn, kan han få et samvær med en samværspædagog til stede i hans egen bolig.

Det er kun en helt rask far, som kan få et helt almindeligt samvær med børnene.

Bemærk i denne bog, betegner forfatteren faderen som syg, da faderen er voldelig.

Bemærk at forfatteren betegner både moderen og børnene som raske, selv om de er blevet slået af faderen.

Det er nok den vigtigste pointe i hele bogen at forstå dette.

Det er nemlig det omvendte af hvorledes det fungerer i Danmark i dag. Der skal nytænkning til.

Udfra det synspunkt kan vi afskaffe volden i hjemmet. Som beskrevet ovenfor.

Det eneste det kræver er et special korps hos politiet til denne opgave. Desuden at politikerne synes det er en god ide, at bygge centre til voldelige fædre, så fædrene kan komme i behandling og mødrene og børnene kan være trygge i deres bolig.

Krisecentrene kommer til at stå tomme, da mødrene og børnene ikke længere skal bo der i lang tid. Der kan være tale om et ophold på 1 dag, indtil manden er hentet væk fra hjemmet, så kan mødrene og børnene flytte hjem i deres egen bolig.

Derved sparer samfundet alle de ressourcer der bruges på krisecentrene til at sygelig gøre mødre og børn. For voldsramte mødre og børn er ikke syge. Det er de voldelige fædre der er syge.

Så er det slået fast.

Tænk alle de penge Samfundet kan spare ved kun at bruge Krisecentrene i nødstilfælde og ikke bruge dem som en bolig for voldsramte. Dette kan kun lade sig gøre ved at fjerne den voldelige far fra hjemmet, så moderen og børnene trygt kan blive i eget hjem. Det er vejen frem.

Så vi ender med at spare penge på krisecentrene og bygge centre til behandling af voldelige mænd og fædre. Vi flytter ressourcerne til et andet sted. Vi hjælper voldelige mænd til at blive raske. Når vi får stoppet volden i hjemmet, vil fædre ikke længere slå deres sønner og sønner vil ikke længere slå deres børn. Vi bryder kæden.

Vi stopper volden imod mødre og børn i Danmark. Der kommer mindre vold i det hele taget. Danmark bliver et tryggere sted at være for mødre og børn.

9

DEL 3

Kronprinsesse Mary og Mary Fondes arbejde.

Tak til Kronprinsesse Mary, for hun besøgte Forfatteren i 2008 på Krisecenteret i København, tak til Kronprinsesse Mary for Rygsækken til det yngste barn forfatteren har.

Tak til Mary for hun stiftede Mary Fonden og de arbejder på at hjælpe mødre og børn i Danmark som er blevet udsat for vold i hjemmet.

Tak til Mary, da hun siger, det er ikke OK at slå. Vold er uacceptabelt.

Forfatterens ønske er, at denne Fagbog når ud til ny uddannede politiassistenter. Bogen når ud til Politikere. Bogen når ud til alle offentligt ansatte, som arbejder med børn og med mødre. Bogen når ud til ansatte på Krisecentre.

Det er Forfatterens ønske at stoppe volden imod alle kvinder og børn i Danmark.

Det er Forfatterens ønske at stoppe al vold i hjemmet.

Hvorledes dette kan lade sig gøre, er der givet gode ideer til i denne meget korte Fagbog.
God arbejdslyst til alle der vil stoppe volden imod kvinder og børn i Danmark.

Bogen kan købes af alle interesserede, det er vigtigt den når ud til målgruppen.
Derfor håber Forfatteren at Kronprinsesse Mary, vil fortælle alle i Mary Fonden de kan købe bogen.
Derfor håber forfatteren , at alle ansatte i Børns vilkår vil læse bogen.
Derfor håber Forfatteren at politikere, offentligt ansatte og specielt nyuddannede politiassistenter vil læse bogen og købe den.

Tak personligt fra Forfatteren, at der findes ildsjæle i Danmark som gerne vil gøre dette land til et bedre sted for alle at være i. Et land uden vold i hjemmet. TAK FRA HJERTET.
Dette er mit ønske for et Danmark i dag og fremover, at børn må vokse op i trygge hjem, hvor ingen far slår dem, at kvinder må være trygge i deres hjem og deres mand ikke slår dem.
Tak.

Alt er muligt for den der tror.
 Forfatteren tror det er muligt at få et trygt og fredeligt Danmark.

Tak til forfatterens børn, som har gjort hendes liv værd at leve.

Forfatteren takker for vi alle lever i dag, børnene og moderen.(forfatteren selv).

Dette er ikke en selvfølge, det er et mirakel at forfatteren selv lever og alle hendes børn lever.
Det bunder i de ting forfatteren og hendes børn har oplevet i de to forhold forfatteren har været i
med 2 voldelige fædre.
Dette er ikke en personlig bog om Forfatterens eget liv, men en bog skrevet for at hjælpe andre.

Formålet med denne bog er at hjælpe de mange mødre og børn der i dag har problemer med en
voldelig far. Det kan forfatteren kun gøre ved at udgive denne bog, hvori der ganske kort og præcist
gives løsningsforslag til at stoppe de voldelige fædre.

Det kræver kun en ting, at Politikere og Sociale Myndigheder er villige til at sætte de voldelige
fædre i behandling, så mødrene og børnene kan være trygge i eget hjem. Det kræver nytænkning.

Forfatteren er overbevist om at Kronprinsesse Mary vil gøre en forskel for voldsramte mødre og
børn og derfor har hun skrevet bogen for at ære Kronprinsesse Mary, som er den eneste forfatteren
selv føler, der har hjulpet hende. Idet Mary har besøgt forfatteren på det Krisecenter og fået del i
forfatterens personlige historie, idet Mary modtog et kort fra forfatteren , hvor der kort stod
beskrevet situationen med trussel på livet og i kortet var vedlagt et foto af forfatteren med hendes
yngste barn.
Det er også fordi Kronprinsesse Mary så klart tager afstand fra vold imod kvinder og børn og hun
rent faktisk selv bruger energi på at hjælpe. Både via Mary Fonden men også alle de børn på
krisecenter i Danmark som har modtaget hendes små rygsække. I rygsækken er der små gaver til
børnene og praktiske ting, som tandbørste og et håndklæde de kan bruge på krisecenteret , et lille
lyspunkt for disse børn. Tak for det.

Tak Mary, at du har hjulpet denne forfatter på et tidspunkt i hendes liv, hvor hun var truet på livet.
Det er noget forfatteren altid vil se tilbage på med glæde.
Tak Kronprinsesse Mary for den rygsæk, som forfatteren fik til hendes yngste barn.

Tak til Kronprinssese Mary for dit engagement i at hjælpe udsatte i samfundet, dem der har det
svært, dem der er udsat for vold, dem der er udsat for mobning, dem der er udsat for at være
ensomme.
Vi kan i Danmark være glade for vi har en Kronprinsesse der gør en stor forskel i helt almindelige
mennesker s liv.

Tak til alle der vil læse bogen og være med til at gøre en forskel for mennesker som har været udsat for vold i hjemmet.
Disse mennesker kan være din nabo, det er helt almindelige mødre og børn.

Tak til Foreningen mor på Facebook, som gør det muligt for mødre, at fortælle til andre , at de har været udsat for vold af deres mand eller eksmand, at mødre kan fortælle til andre at deres børn er blevet slået af børnenes far. Det er godt vi mødre kan stå sammen og hjælpe hinanden.
Det er en gruppe på facebook, hvor mødre kan få svar fra andre mødre og hvor der kommer opslag som er relevante for mødre at læse. Tak til den kvinde der startede denne Facebook gruppe.

Foreningen far har desværre haft for stor magt i Danmark, det er nemlig på tide at Foreningen Mor kom på Facebook, så der er et sted hvor vi mødre kan stå sammen.

Tak til alle dem der tør tale offentligt om at vold er ikke mere tabu belagt, men vold er desværre noget der sker hver dag i mange hjem.
Tak til skolelærere der tør lave indberetninger, når de hører et barn fortælle om at barnet er blevet slået af sin far.

Fokus i denne bog er at få stoppet de voldelige fædre og få hjulpet mødre og børn til et trygt liv.

Det er i langt de fleste tilfælde faderen der slår moderen og barnet. Derfor handler denne bog om en løsningsmodel til at afskaffe den form for vold i hjemmet.
Der findes selvfølgelig mange gode fædre og det er heldigvis langt fra alle fædre der slår deres børn.
Forfatteren er ikke så naiv at tro at det kun er fædre der slår deres børn, der kan være nogle få mødre, der gentagne gange slår deres børn, dette er selvfølgelig lige så forkert.
Da forfatteren ved at det er langt de fleste tilfælde af vold i hjemmet, faderen der står bag, var målet med denne fagbog at løse det ene problem.

Forfatteren mener selv at vold er helt uacceptabelt, forfatteren er selv blevet mærket på hendes eget liv, af de mange gange hun er blevet truet på livet og de gange hun er blevet udsat for fysisk vold.
Forfatteren har flere gange selv mistet hele hendes opsparing, mistet alle hendes penge på grund af de voldelige mænd. Da hun var utryg i eget hjem og da politiet stort set ikke hjalp hende, da ingen troede hun talte sandt på nær de 2 nævnte politiassistenter. Hvis forfatteren ikke i sit liv havde mødt de to politiassistenter hun fik tillid til, havde hun nok ikke haft modet til at skrive denne bog.

Bogen kan sagtens læses af alle, der har interesse for den.

Bogen er således ikke kun til fagfolk, men også til ganske almindelige mennesker.

Det kræver også en politisk beslutning at sætte penge af til de politi styrker eller enheder som skal specialisere sig i at hjælpe mødre og børn og komme ud i hjemmet. De skal lære at gøre mødrene trygge i hjemmet med børnene medens de fastholder den voldelige far og tager ham med til et behandlings center. Det der skal ske er en ændring af loven.

En ny måde at tænke på og at arbejde på, hvor man vender det hele 180 grader rundt. I stedet for at placere voldsramte kvinder og børn på krisecentre , hvor de ofte bare opholder sig og får mad og betaler for at føle sig trygge, betaler deres ophold og må forlade hjemmet. Da skal det nye være at moderen og børnene bliver i hjemmet, så må den voldelige fader på et behandlingshjem for voldelige mænd. Der kan manden så få mad og den psykolog hjælp han har brug for, da han skal erkende det er ham der har handlet forkert ved at være voldelig. Han kan få samtale med en psykolog og arbejde på at lære at reagere uden vold.

Måden det kunne foregå på er ;

De kræver at der kommer 2 politiassistenter ud i hjemmet. Til at fastholde faderen og bringe ham ud af huset. Den ene af de 2 politiassistenter kan så berolige moderen og børnene medens den anden tager manden ud af huset. Når moderen og børnene er trygge, kan begge politiassistenter køre den voldelige far til et behandlingscenter for voldelige mænd. Der skal faderen så bo indtil han bliver rask. Moderen og børnene får tilbudt gratis hjælp via egen læge, hvis de har brug for at tale med en psykolog efter det voldelige overgreb de er blevet udsat for.
Husk på psykisk vold, trusler om død o.lign er meget mere angst fremkaldende for mødre og børn en fysisk vold. Der findes fædre der truer deres børn på livet. Børnene tør ikke sige det til nogen. Det er altså ikke kun moderen der får dødstrusler.

Det er en generel fejl, at man tror vold i hjemmet, så er det kun moderen der er udsat for vold, nej regelen er at både moderen og børnene er blevet slået.

Det er meget sjældent at kun moderen er blevet slået af faderen og han så aldrig har slået børnene. Faktisk kender Forfatteren ikke til nogen tilfælde hvor børnene ikke har set volden , hvor børnene ikke er bange for faderen. Alle børn er bange for deres voldelige far. Disse børn skal have den rette hjælp i systemet. De skal sikres at de får bopæl hos deres mor ved skilsmisse.

De kan som tidligere sagt kun får samvær med en far, hvis faderen har erkendt han er voldelig og har sagt ja til behandling og har fuldført behandlingen.

I dag laves den fejl i Statsforvaltningen , at man sender børn til samvær hos voldelige fædre. Dette er ikke godt for noget barn.
Mange ansatte i Statsforvaltningen tror ikke på moderen, når hun siger at faderen er voldelig. Det er ikke godt for barnets tarv. Så må der nye sagsbehandlere til som ikke lukker øjnene for at vold i hjemmet kan finde sted og at det er faderen der i langt de fleste tilfælde er den der slår.

Børn skal heller ikke bo hos en voldelig far. Dvs. har der været vold skal faderen ikke have forældremyndigheden over børnene. Denne fejl sker også mange gange i dag desværre.
Det skal stoppes. Har der været vold, skal moderen have forældremyndigheden når faderen har slået barnet.

Der skal ikke sættes tvivl ved om moderen taler sandt. Det er også en fejl de laver i dag i Statsforvaltningen, det er ofte kvinder der er ansat til at behandle samværssager og forældremyndighedssager i Statsforvaltningen. Disse kvinder møder en flink far, som de tror er flink, de ved ikke at han er voldelig. Ofte giver disse kvinder så faderen samvær med børnene i den tro at her er tale om en god far, da han jo virker så flink.

I værste tilfælde kan man være så uheldig at det er den voldelige far der får forældremyndigheden over børnene og han er magtsyg og manipulerende, han er ikke god til at tage vare på børnene eller til at tilbyde moderen samvær. Børnene er utrygge og tør ikke sige de gerne vil hjem til deres mor at bo, da de ofte får trusler i hjemmet af faderen, når de er alene med ham.

Voldelige fædre er ofte to personer i en. De er den flinke ude og den voldelige hjemme.

Derfor tager offentligt ansatte så ofte fejl, da de ikke kender faderen, som han opfører sig bag hjemmets 4 vægge. De ansatte i statsforvaltningen kender kun den flinke far.

Det er meget uheldigt for børnene.

Det sker også at socialrådgivere og psykologer og ansatte på barnets skole lukker øjnene i når moderen gør opmærksom på problemet med en voldelig far. Man taler med barnet om andre ting og viger udenom.

I stedet sladrer man til faderen og siger, at moderen har påstået at han er voldelig, faderen er så "den flinke far " udadtil, som siger, at han da aldrig har slået hverken moder eller barn. Disse offentlige ansatte tror så på faderen selv om han taler usandt. De tør ikke engang tale med barnet om det. Derfor får barnet ikke hjælp. Barnet føler sig alene i verden og får måske endda i nogle tilfælde trusler af faderen om, at barnet ikke må sige til nogen hvad der er sket.

Jeg tror mange mødre vil give Forfatteren ret i dette. De har oplevet at damer ansat i Statsforvaltningen giver faderen der har slået børnene samvær med sine børn , uden at vide hvem faderen er.

Den eneste måde vi kan ændre dette er.

De damer i Statsforvaltningen skal miste deres job. Der skal ansættes nye medarbejdere, som samarbejder med politienheden , der er specialt uddannet til at hjælpe de voldsramte mødre og børn. Der skal være et samarbejde mellem politiet og Statsforvaltningen for at hjælpe voldsramte mødre og børn bedst muligt. Der skal være et samarbejde mellem psykologer og ansatte på barnets skole og socialrådgivere og politi. Vold skal ikke være et tabu, men noget vi tør tale om .

Så ingen børn får samvær med voldelige fædre.

Så ingen børn kommer til at bo hos den voldelige far.

Først når Statsforvaltningen hører fra politi enheden at faderen har modtaget behandling og er rask, kan faderen søge om et samvær med sine børn. Myndighederne skal samarbejde for at hjælpe barnet på en helt anden måde en vi ser i dag.

De ansatte i Statsforvaltningen skal fokusere på IKKE at sende børn til voldelige fædre, det samme skal dommere i retten fokusere på. Her halter vores system i dag, man vender det blinde øje til at faderen er voldelig og man tror ikke på moderen taler sandt. Det er en kæmpe fejl at behandle et barns sag på den måde, at volden i dag er så tabu belagt, det er noget vi helst ikke skal tale om. Jo vi skal, ellers kan vi ikke hjælpe de børn og de mødre der er ramt af det her.

Det vil sige alle myndigheder skal have besked om hvis en far er voldelig, da kan han ikke søge om forældremyndigheden over børnene. Det kræver man griber sagerne an på en helt ny måde. Det er muligt.

Det kræver en stor omlægning i samfundet, da alle sociale myndigheder, Statsforvaltningen og Retten og Kommunen skal have besked om en far er voldelig og børnene skal ikke bo hos denne far. Det letteste vil være at det er den politienhed som hjælper mødre og børn, som de andre myndigheder skal kontakte, for at få oplysninger om faderen er voldelig eller om faderen ikke er voldelig.
Selvfølgelig er ikke alle fædre voldelige, der findes i dag rigtig mange gode fædre, som ikke er voldelige.

I stedet for man uddanner socialrådgivere i kommunen til at holde øje med om moderen er psykisk syg, som den voldelig mand påstår hun er .. da burde vi i Danmark uddanne socialrådgivere til at hjælpe voldsramte mødre og børn. Fordi disse mødre er ikke psykisk syge , som deres mænd eller eksmænd siger de er, det er jo de voldelige fædre der er syge. Der er en grund til en mand bliver voldelig, den årsag kan som oftes findes i hans egen opvækst, han er selv blevet slået som barn. Det vil sige den voksne mand har brug for hjælp.

Det er ikke OK at slå sine børn, der er indført en lov i Danmark om at det må man ikke som forældre, men det er ikke alle der efterlever denne lov, desværre.

Mange ansatte i det offentlige, både i politiet og andre steder, synes det er helt ok at slå sine børn og sådan nogle mennesker skal bare miste deres job og finde noget andet at lave.

Det er nogle ret markante holdninger denne forfatter har, men de er desværre baseret på hendes egne erfaringer igennem 27 år.

Denne forfatter ønsker et bedre Danmark, hvor mødre og børn kan være trygge i deres hjem og hvor myndighederne samarbejder om at ingen børn skal vokse op hos deres voldelige far.

TAK.

Tak fordi du kære læser vil lytte til dette og gøre dit bedste for at vi får et trygt Danmark

Heldigvis har forfatteren nu oplevet en politi mand der ville hjælpe hende for nylig, dette har givet hende mod på at tro fremtiden for hende selv og hendes børn kan blive en god fremtid. En tryg tid. Det er forfatterens opgave at opfordre alle der bliver udsat for vold til at anmelde det til politiet. Det er vigtigt, da man så selv har det bedre bagefter.

Det er vigtigt for forfatteren at oplyse politiet om de skal tro på mødre der anmelder vold. Det er ikke noget vi mødre gør for sjov, der er som regel en god grund til vi anmelder vold til politiet, også når der er tale om trusler. Det er ikke noget krav at vi skal bevise vi taler sandt, os voldsofre, det er ikke os der skal afhøres. Politiet skal sikre at de voldelige fædre bringes i behandling og ikke får noget samvær med deres børn før de er færdige med den Psykolog behandling man kan tilbyde voldelige mænd. Der skal ansættes sundhedspersonel til at arbejde på de centre for voldelige fædre.

Mødrene og børnene skal ikke mere komme i økonomisk ruin på grund af en voldelig mand. Mødrene og børnene skal ikke flygte på krisecenteret, men politiet skal komme i hjemmet og hente den voldelige mand.

Vi skal have et Danmark som er et trygt land at vokse op i, hvor børn ikke mere skal være bange for deres far. For både små børn og store børn kan sagtens være bange for en voldelig far. Ser du kære læser, har man først været udsat for vold og trusler, er det ikke noget man glemmer fordi man bliver et voksent barn. Det er bare noget barnet helst ikke vil tænke på, så barnet gør som ingenting og lever, så alt ser normalt ud udefra. Det er bare ikke normalt at et barn skal bo hos en far der er voldelig.

Det er mit ønske at intet barn i Danmark skal bo hos en voldelig far og at alle mødre og børn nu skal have hjælp af alle myndigheder og af Folketingsmedlemmerne.

Tak Kronprinsesse Mary, fordi du vil læse min bog og måske anbefale bogen til dem du arbejder sammen med i Mary Fonden.

Da vil jeg bede til gud om, at jeg forfatteren får råd til at udgive bogen til alle i Målgruppen.
Det vil sige alle i Folketinget.
Det vil sige til de steder de uddanner politiassistenter.
Det vil sige til Statsforvaltningen.
Det vil sige til Retsvæsenet.
Det vil sige til Kommunerne.
Det vil sige til Ankestyrelsen.
Det vil sige til Børns Vilkår.
Det vil sige ansatte på Krisecentrene.
Alle der har lyst til at læse bogen er velkommen.

16

Bogen er skrevet under et pseudonym Forfatter navn.

Det jeg kan sige er at jeg er en dansk Forfatter, der allerede har udgivet 1 bog.
Det er mit håb, at jeg kan nå at udgive flere bøger, hvis det er Guds vilje.

Tak gud for du betroede mig denne opgave.
Tak fordi du hjalp mig, da jeg i dag ville skrive bogen færdig på kort tid.
Tak det er muligt vi får et bedre Danmark nu og fremover.
Tak for at det vil blive muligt at tale åbent om vold og tør hjælpe voldsofrene.

Tak til mine børn og tak for vi alle lever i dag Gud.
Tak fra hjertet fra Børnenes mor.

Forfatteren.

DEL 4

Hvad gør man med de mænd der bliver ved at true kvinden , efter at de ikke længere bor hos kvinden og børnene.

Denne Bog har mest omhandlet hvad man gør ved en mand, som bor sammen med kvinden og børnene og når manden har udsat kvinden og børnene for vold i hjemmet.
Der er en anden vigtig problemstilling, nemlig at mange af de mænd der har været voldelige i et parforhold eller i et ægteskab, fortsætter med at genere deres ekskone og deres ekskæreste når forholdet er slut. Dette kan vare i mange år. Der kan være tale om trusler på livet.

Årsagen til mænd gør dette er ofte, de ønsker at få deres tidligere partner tilbage. Det kan forværres når kvinden så møder en ny partner, der kan være tale om jalousi.

Forfatteren er selv gået fra de mænd der udsatte hende for vold, hun tog sine børn med sig.
Forfatteren har selv oplevet i årevis, at blive truet på livet af hendes ekspartner. Der er tale om mange mødre og kvinder der oplever dette. Manden har svært ved at forstå at kvinden og børnene har forladt ham på grund af hans voldelige opførsel, idet han ikke selv vil erkende han er voldelig.
Dette var tilfældet for nummer 2 mand som forfatteren forlod. Han blev ved med at true forfattern i 7 år efter hun havde forladt ham, det stoppede dog da hun havde talt med den kvindelige politiassistent.
Når dette problem sker, rammer det både moderen og børnene, som må blive ved med at flytte og blive ved med at få hemmelig adresse og blive ved med at polti anmelde truslerne, uden politiet gør noget ved det. Derfor kan det stå på i årevis, som i Forfatteren s eget tilfælde med nummer 2 mand.

Dette problem skal løses på den måde, at politiet må agere og henvise manden til behandling og psykolog hjælp, så han erkender, at det han gør er stalking eller trusler på livet , det er ikke ok.
Hvis manden ikke frivilligt vil tage imod hjælpen, må han hentes af politiet og køres til en af centrene og bo der til han er færdig med at modtage psykolog hjælp.
Hvis manden bor alene i sit eget hjem, kan han gå til psykolog behandling ambulant. Der skal følges op på om han er holdt op med at true sin ekskæreste.

Samfundet skal helst ikke have mænd, der har været voldelige, som bliver ved med at genere moderen og dermed også børnene. Disse mænd skal også have hjælp, så de forstår, at kvinden kommer ikke tilbage til ham, fordi han truer hende på livet. Manden må selv erkende, at det han gør skader både ham selv, hans børn og hans ekskæreste. Det er lettest at behandle en voldelig mand, der kan erkende, at det han går og laver er forkert.
Når han har modtaget behandling og erkendt, det han har gjort, vil han rette sin adfærd og lade sin ekskone eller sin ekskæreste være i fred.

Dem som slet ikke vil erkende det, kan blive henvist til at bo på centeret for voldelige mænd på ubestemt tid. De kan ligesom de mænd der har udsat kvinder og børn for fysisk vold, blive straffet for den psykiske vold som trusler jo er. Stalking er i dag ved at blive et kendt fænomen. Det er når en mand bliver ved at forfølge en kvinde, selv om hun har forladt ham. Det kan også være andre grunde til stalking. F.eks har Forfatteren til denne bog oplevet at blive forfulgt og truet af en mand , som hun ikke havde været i et forhold med. Det var en mand , der boede i samme bebyggelse som hende selv. I dette tilfælde betød det, at Forfatteren ikke kunne færdes trygt det sted hun boede og midlertidligt måtte bo et helt andet sted indtil det var politi anmeldt.
Det viste sig så at denne mand, havde forstået det at han havde truet Forfatteren, det var forkert og han holdt op med det.

Forfatteren har oplevet at den ene af de to voldelige mænd hun har været i et forhold med, kunne true hende på livet i 7 år inden politiet tog affære. Dette er ikke tilfredsstillende, ikke for nogen kvinde og især ikke for en kvinde med børn, som Forfatteren jo er. Da det rammer både børnene og moderen. Især på grund af de må flytte bopæl og få hemmelig adresse hver gang der kommer trusler på livet og fordi poltiet ikke gjorde noget.

Det er her netop den del Forfatteren efterlyser, at poltiet skal tro på henvendelse fra en mor om at hun er blevet truet på livet. Der skal politiet så hente denne mand og sikre han kommer på et af de centre til behandling, indtil han forstår han skal ophøre med at stalke sin eks kone eller sin eks kæreste.

Nogle voldelige mænd er Psykopater og er brilliante løgnere. Derfor er det vigtigt at poltiet ansætter flere kvinder til at hjælpe mødre med en eksmand eller ekskæreste som er Psykopat. Da henvendelser skal alle tages alvorlige uanset om det er Stalking/ Forfølgelse eller trusler på livet, opsøgen på bopæl eller anden form for chikane, må dette tages alvorligt. Da Moderen og børnene alle er magtesløse i forhold til den mand, der engang slog dem, eller råbte af dem. Det er ikke noget man glemmer. Dog er det samtidig noget man i sin dagligdag helst ikke tænker på, men prøver at leve så normalt som muligt, som om intet var sket.

Forfatteren har f.eks på et tidspunkt oplevet at en politi mand kontaktede hende på telefon og startede samtalen med at sige, at han ikke troede hun talte sandt.
Det var ikke nogen rar samtale.

Det er ikke sådan et politi vi vil have i Danmark. Derfor ønsker Forfatteren, at flere kvinder ansættes i politiet til netop de sager , hvor mødre og børn er blevet slået eller de sager hvor en mor med børn er blevet truet på livet eller udsat for Stalking i årevis.
Disse mænd, der er voldelige og især dem der er Psykopater, de skal stoppes. De ødelægger moderen og børnenes liv, hvis man bare lader dem være i fred.
Dette er et stort ønske fra Forfatteren, at en mor der henvender sig til politiet, tages alvorligt.
De voldelige fædre skal i behandling og tale med Sundhedspersonale som er uddannet til at hjælpe voldelige fædre. Da vil mødrene og børnene få et bedre liv.
Langt flere skal have en uddannelse til at håndtere de voldelige fædre. Langt flere skal uddannes til at hjælpe ofrene mødrene og børnene.

De der arbejder på Krisecentre , skal samarbejde i langt højere grad med politiet. Der skal være et samarbejde mellem alle offentlige myndigheder med fokus på at stoppe volden i hjemmet.
Der skal være et samarbejde mellem alle offentlige myndigheder om at stoppe en mand der udsætter sin ekskone eller ekskæreste for Stalking og trusler på livet.

Derfor er denne bog skrevet.

AFSLUTNING

Dette er en Fagbog. Den kan dog læses af alle interesserede.

Bogen indeholder ideer til hvorledes vi i Danmark kan stoppe volden i hjemmet imod kvinder og børn.

Bogen skulle meget gerne give inspiration til alle offentligt ansatte om hvorledes man bedre kan hjælpe mødre og børn og sikre at børn ikke vokser op hos en voldelig far.
Der kan gå mange år før udviklingen vender, men man må jo starte et sted.

Det ville derfor være hensigtsmæssigt at starte med at bygge centrene til behandling af de voldelige fædre, hvis dette er en politisk beslutning, håber Forfatteren at der vil være opbakning iblandt politikere til at gøre noget.

Det vil være en god ide, at bogen kan købes af politiassistenter under uddannelse.
Ligeså vil det være en god ide bogen kan købes af socialrådgivere under uddannelse.
Til sidst kan bogen også købes af Jurister under uddannelse.
Der er nok en lang række offentligt ansatte, som allerede har en uddannelse, der også kunne have glæde af at læse bogen.

Den er til alle, der vil gøre en forskel for at stoppe volden i Hjemmet.

Forfatteren håber, at Kronprinsesse Mary vil tage godt imod bogen og anbefale den til alle i Mary Fonden.

Ligeså håber Forfatteren at alle i Børns Vilkår vil læse bogen, da de jo hjælper børn.

Sammen kan vi alle gøre en forskel , så det bliver bedre at være et barn i Danmark og også bedre at være mor i Danmark.

Forfatteren s ide er en gave hun har fået meddelt fra oven, det vil sige det er således Forfatteren får besked fra Gud om at denne bog er vigtig. Forfatteren var nødt til at skrive bogen og udgive den.

TAK.

Dette er en bog der er skrevet for at hjælpe mennesker i Danmark som har brug for hjælp.

Dette er en bog der er skrevet, fordi den er nødvendig at skrive, så Danmark kan blive et mere fredeligt land at bo i, hvor alle kan være trygge i eget hjem.

Dette er en bog der er skrevet for at der skal komme nytænkning på området, så man kan gribe det anderledes an, når man hjælper mødre og børn, som har været udsat for vold af faderen i hjemmet.

Det er Forfatterens håb og ønske at der fra nu af og fremover bliver færre mødre og børn som oplever vold i hjemmet og efter mange år vil der være ganske få der oplever det. Da det handler om at bryde et mønster.

Det er muligt at få et Danmark hvor der ikke er ret mange voldelige fædre tilbage. Det tror Forfatteren på. Det vil bare tage noget tid og kræve at en hel del mennesker i Danmark bakker op om Forfatterens ideer. Det er muligt flere mennesker kan tilføje flere ideer til at udrydde volden i hjemmet.

Dermed slutter denne bog på en god måde, med håbet om et bedre Danmark at leve i.
Det er muligt for den som tror på det.
Det kræver handling bag ordene.
Det er ikke nok bare at læse bogen, der skal også handles så ideer kan føres ud i virkeligheden.

TAK til de læsere der vil gøre en forskel og handle. Forfatterens gave til jer er at nu er hun kommet med ideerne.

GOD ARBEJDSLYST.

Må gud være med jer alle.

TAK.

Citat :
" Mennesker kan nægte os det vi ønsker, forkaste vores budskab, modsætte   sig
vores argumenter, og foragte os, men de kan intet stille op imod vores bønner. "

Dette er noget Forfatteren har brugt i sit eget liv, hvilket har resulteret i, at hun har det godt i dag.
Hun har altid troet på at alt kunne blive godt igen .
I dag lever Forfatteren et helt almindeligt liv, der er ikke mere nogle der truer hende på livet.
Dette er hun taknemmelig for.

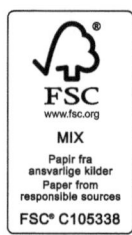

© 2018 – Joy Wilson
Forlag: Books on Demand – København, Danmark
Fremstilling: Books on Demand – Norderstedt, Tyskland
Bogen er fremstillet efter on-Demand-proces

ISBN 978-87-4300-112-6